# ÉTUDE

SUR LES

# EAUX MINÉRALES

## DE L'ALGÉRIE

PAR

## PAUL VOISIN

Pharmacien de 1re classe

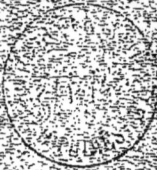

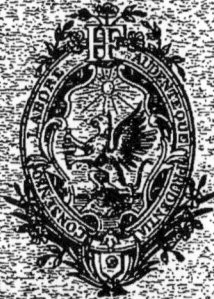

MONTPELLIER

IMPRIMERIE CENTRALE DU MIDI

(HAMELIN FRÈRES)

1894

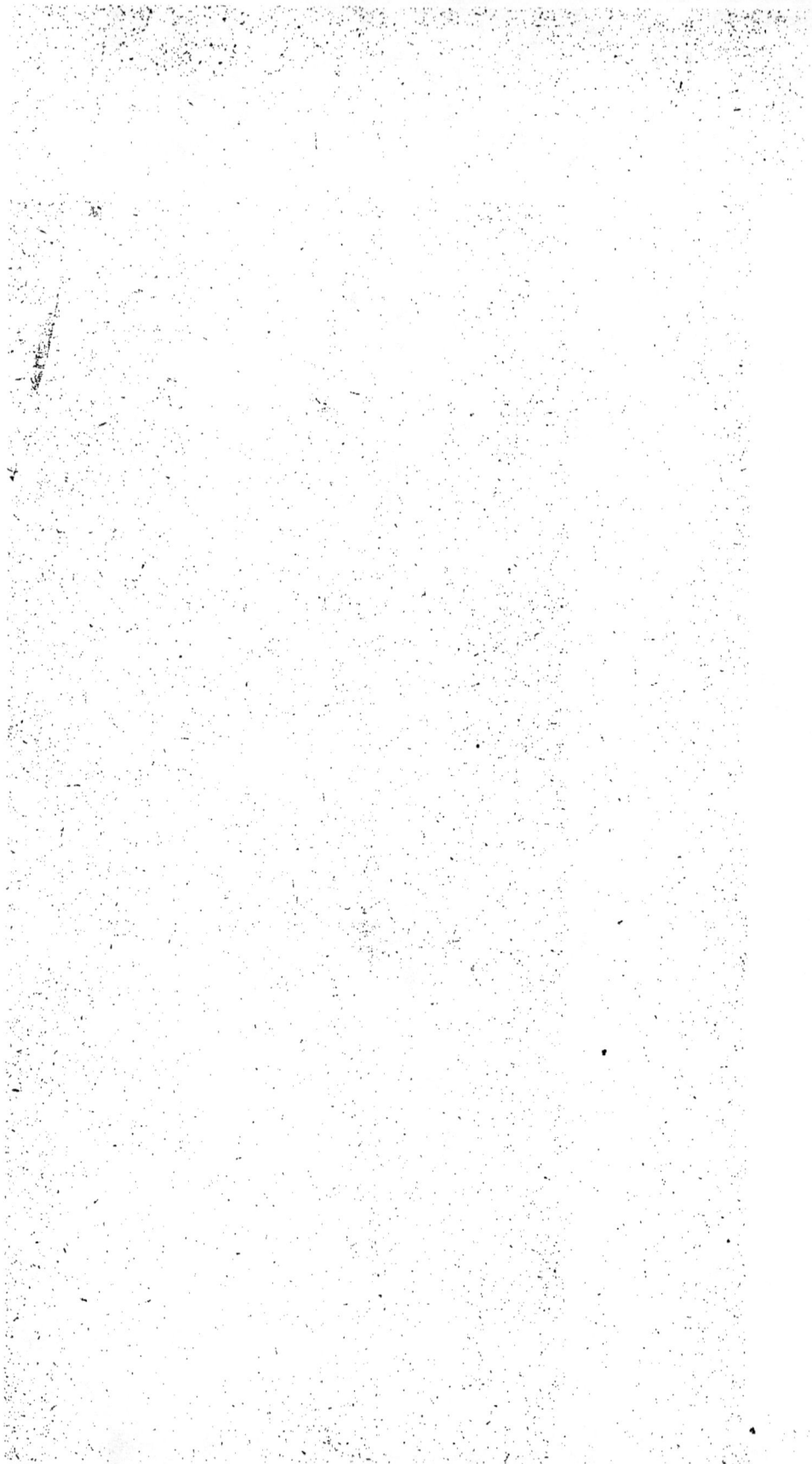

# ÉTUDE

## SUR LES

# EAUX MINÉRALES

## DE L'ALGÉRIE

# ÉTUDE

SUR LES

# EAUX MINÉRALES

## DE L'ALGÉRIE

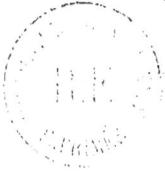

PAR

## PAUL VOISIN

Pharmacien de 1re classe

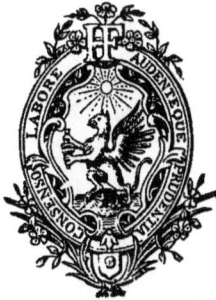

MONTPELLIER

IMPRIMERIE CENTRALE DU MIDI

(Hamelin Frères)

—

1894

# ÉCOLE SUPÉRIEURE DE PHARMACIE DE MONTPELLIER

## Professeurs

MM.

F. JEANJEAN (I. P. ❀), directeur — *Chimie analytique et Toxicologie.*

L. COURCHET (A. ❀)......... { *Histoire naturelle des médicaments.* *Botanique.*

G. MASSOL (A. ❀)............. *Physique.*

F. GAY (A. ❀).............. *Pharmacie.*

C. ASTRE (A. ❀), chargé du cours — *Chimie générale.*

## Cours complémentaires et auxiliaires

MM.

ROUVIER, chargé du cours..... *Chimie minérale.*

IMBERT, chargé du cours...... *Minéralogie et Hydrologie.*

PLANCHON, chargé du cours... *Matière médicale.*

GAY, professeur.............. *Organographie.*

ASTRE, agrégé .............. *Pharmacie chimique.*

## Agrégés

MM. N...

N...

C. ASTRE (A. ❀), chargé des fonctions.

*Secrétaire :* H. GOT (I. P. ❀).
*Secrétaire honoraire :* F.-J. BLAISE (I. P. ❀).

NOTA.— L'École de pharmacie n'accepte la responsabilité d'aucune des opinions émises par les candidats dans les Thèses ou Synthèses qui lui sont présentées.

A MON PÈRE


A MES MAITRES


MEIS ET AMICIS


VOISIN.

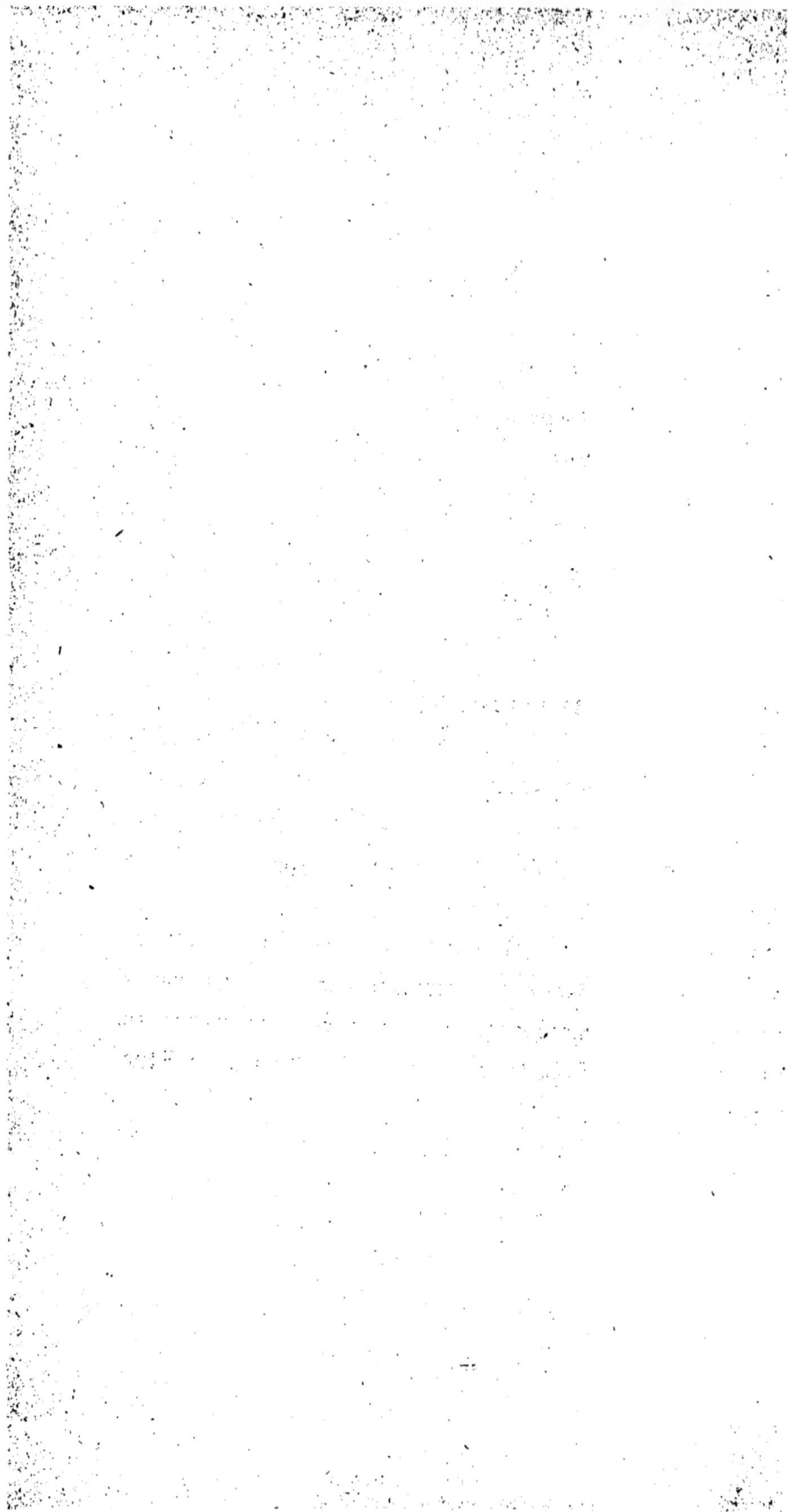

L'idée de cette étude nous a été inspirée par M. Imbert, chargé du cours d'hydrologie. Avant d'entrer en matière, nous tenons à lui témoigner toute notre gratitude et à lui donner l'assurance de notre profond respect.

Qu'il nous soit permis de remercier M. le professeur Gay, pour les conseils qu'il nous a donnés et qui nous ont été d'un précieux secours. Nous ne saurions omettre de rendre hommage à la bienveillance dont il a usé à notre égard et nous le prions d'accepter toute notre reconnaissance.

Que M. L. Rouyer, ancien membre du Conseil général de Constantine et rédacteur en chef du *Progrès de l'Algérie*, nous permette de le remercier de la bonne grâce avec laquelle il a bien voulu nous fournir de nombreux renseignements sur le sujet qui nous occupe.

Arrivé au terme de nos études, nous tenons à exprimer les sentiments de sincère reconnaissance et d'affectueuse amitié que nous éprouvons pour notre premier maître en pharmacie, M. F. Debono, pharmacien de 1re classe, à Bône (Algérie).

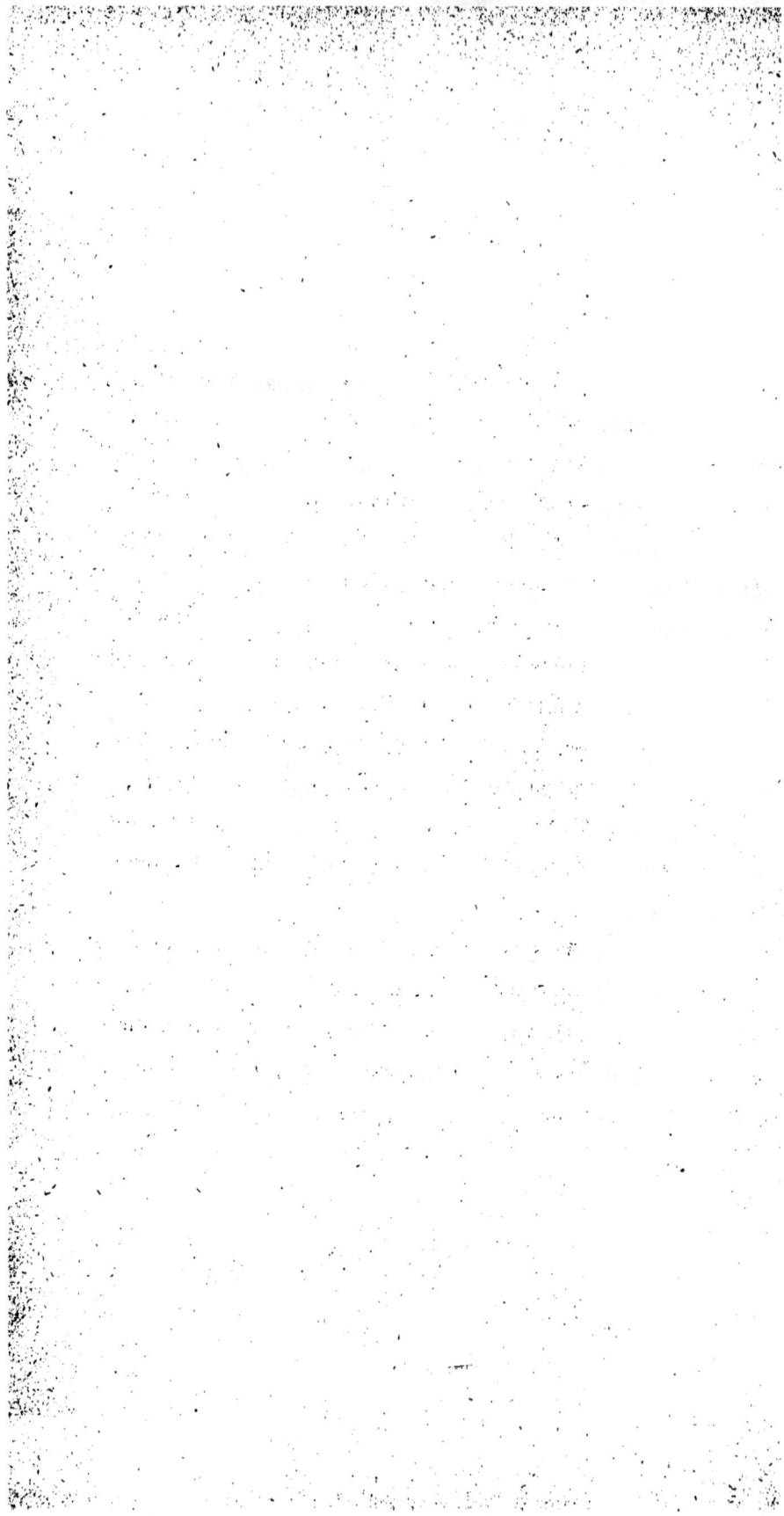

# INTRODUCTION

En Algérie, pays riche en sources minérales, les unes sulfureuses, les autres salines, remarquables par leur élévation de température et l'abondance de leur débit, on compte bien peu d'établissements thermaux. Les eaux, étant chaudes, s'emploient à peu près exclusivement sous forme de bains.

Leur débit total n'est guère inférieur aux deux tiers des sources de France réunies; il atteint 44,000 *litres par minute*. Pourtant le nombre des personnes qui en font usage est évalué à 3,500 et le nombre des bouteilles consommées s'élève à peine à 37,000.

C'est surtout au point de vue géologique et chimique que nous nous sommes proposé d'étudier les eaux minérales de l'Algérie. Les relations qui existent entre le terrain et l'eau minérale qui en jaillit sont naturellement des plus étroites. Les eaux contiennent en dissolution des substances d'autant plus nombreuses que les terrains dans lesquels elles circulent avant de sourdre à la surface du sol en sont eux-mêmes plus riches.

Nous diviserons notre travail en trois parties bien distinctes. Dans la première, nous étudierons les eaux minérales de la province d'Alger; dans la seconde, celles de la province de Constantine, et, dans la troisième, la moins importante, nous nous occuperons de celles de la province d'Oran.

Nous insisterons particulièrement sur les sources qui ont acquis le plus d'importance jusqu'à ce jour et nous serons bref sur celles qui ne sont pas autorisées ou qui ne sont pas encore exploitées.

# ÉTUDE

SUR

# LES EAUX MINÉRALES

## DE L'ALGÉRIE

---

## PREMIÈRE PARTIE

---

### PROVINCE D'ALGER

### I. — Sources d'Hammam R'hira

La station thermale d'*Hammam R'hira* se trouve située entre la partie orientale de la *Mitidja* et la vallée du *Chélif*, à 12 kilomètres du village de *Bou-Medfa*, sur la ligne d'*Alger* à *Oran*, à 26 kilomètres E.-N.-E. de *Milianah*, et au milieu de marnes grises du terrain tertiaire moyen qui court sur une assez grande étendue à l'ouest et au nord. Les sources jaillissent à 5 kilomètres N.-E. du pied du *Zaccar-Chergui*, sur le revers sud du *Djebel Hammam R'hira*, en face du petit village franc-comtois de *Vesoul-Benian*, dont les séparent l'*Oued-Hammam*. L'altitude est de 600 mètres environ.

C'est là que florissait, sous le règne de Tibère, la ville romaine d'*Aquæ-Calidæ*. De l'antique station thermale, il ne reste que des débris sans valeur archéologique. Ruinée plusieurs fois par des tremblements de terre, *Aquæ-Calidæ* fut saccagée par la guerre comme le furent *Phamugas*, *Lambœsis*, *Mascula*, etc. Les barbares et les siècles en achevèrent la destruction.

De la cité disparue, il ne reste plus aujourd'hui que quelques tronçons de colonnes, des tombeaux, des thermes brisés et quelques fragments de ces conduits que les Romains appelaient *Calix*, destinés à amener les eaux dans les grandes piscines et les réservoirs particuliers. Des pierres taillées, disséminées en assez grand nombre sur une large étendue, attestent la grandeur morte d'*Aquæ-Calidæ* ; elles sont formées, soit de travertin, soit de grès calcaire jaunâtre appartenant au terrain tertiaire moyen du *Djebel-Boulsaya*.

Le *Djebel-Hammam-R'hira* fait partie d'un groupe formé de dépôts sédimentaires appartenant au terrain tertiaire moyen. C'est un terrain du système *du soulèvement lent*.

« L'aspect des marnes tertiaires grises, dures, schisteuses, parfois semblables à celles qui sont englobées entre les salbandes des grands filons métallifères de Mouzaïa, parfois recouvertes d'un enduit extérieur jaune verdâtre, qui pourrait être dû à la présence du sulfate de fer, tout semble témoigner, dit M. Ville, d'une action ignée énergique (1). »

On arrive à *Hammam-R'hira* par la vallée de l'*Oued-Hammam* qui semble être le résultat d'un déchirement violent dû à l'éruption de la dolérite, dont on trouve de gros blocs au pied du *Zaccar*. Du haut du *Djebel-Hamamm-R'hira*, dont la route

(1) **Ville**, cité d'après M. le D<sup>r</sup> Dubief, *Note sur Hammam-R'hira*.

sillonne les flancs, glissent jusqu'au lit de la rivière de grands dépôts de travertin calcaire.

M. le *docteur Fernand Dubief* (1), qui a écrit sur ce sujet et à qui nous avons emprunté de précieux renseignements, dit qu'au milieu de ces montagnes ravinées par de nombreuses sources qui paraissent être en rapport, dans leur cours souterrain, avec le massif secondaire du *Zaccar* et provenir toutes d'une même nappe d'eau, dans ce paysage heurté, violenté, tourmenté, déchiré par de fréquentes et énergiques secousses, la végétation est très irrégulière.

Du sein de tapis verdoyants formés par des touffes de lentisques et jujubiers, on voit émerger des rochers chauves. Plus loin, se dressent des collines dont les flancs offrent, par endroits, des plateaux fertiles, où le blé et la vigne poussent avec vigueur.

Ce beau paysage est dominé par des montagnes couvertes de luxuriantes forêts de pins résineux et de chênes verts. Partout se dressent de grands caroubiers à la frondée sombre, des tamarix au feuillage léger comme une dentelle, et, dans le voisinage des sources, croissent des aubépines que le printemps recouvre de neiges parfumées et des lauriers-roses, au milieu desquels on voit serpenter des troupeaux de chèvres « à *la voix cassée comme une toux de vieille femme.* »

La température y est à peu près uniforme ; on n'y constate pas ces variations brusques qui rendent meurtriers certains climats séduisants sous d'autres rapports.

La température maxima est, pour l'Algérie, relativement peu élevée. La moyenne est de 18° à 19° au thermomètre centigrade, en avril. L'hygromètre, au contraire, subit, dans une même journée, de très grandes variations.

(1) Dʳ Fernand Dubief, *Note sur la station thermo-minérale d'Hammam-R'hira.*

Ce phénomène, de l'avis de M. le *docteur Besançon*, qui a fort bien étudié la climatologie du pays, semble dépendre de l'instabilité du vent. Il est peu de localités où sa direction change aussi fréquemment que dans celles-ci. Les couches inférieures de l'atmosphère sont seules agitées par les courants qui viennent des vallées et des gorges environnantes.

Sources. — Les sources d'*Hammam-R'hira* se divisent en deux catégories :

1° *Des Sources salines, sulfatées, calciques, à base de chaux dominante, chaudes et froides ;*

2° *Des sources gazeuses, ferrugineuses et acidules, bicarbonatées, chaudes et froides.*

Leur composition, leurs propriétés physiques, chimiques et médicales sont très différentes ; les unes rappellent *Pougues* et *Orezza*, par exemple, les autres *Vichy, Encausses, Bagnères-de-Bigorre* en France, *Lucques* en Italie.

Les eaux potables proviennent de deux sources : l'une naît à 500 mètres de l'hôpital militaire ; l'autre, la source du *Tremble*, jaillit à l'ombre d'un gros bouquet de lauriers-roses, dans une des crevasses de la montagne.

Ces sources fournissent une eau limpide, inodore, incolore, de saveur un peu fade, légèrement alcaline, et parfaitement propre à la cuisson des légumes. Leur température est de 12 à 15 degrés centigrades.

Toutes les eaux d'*Hammam-R'hira*, dit M. le docteur *Lelorrain*, sourdent d'un calcaire d'eau douce qui constitue la base de la colline, et, après avoir traversé les couches des terrains tertiaires, elles arrivent à la surface du sol par des fissures naturelles. Leur débit total est de plus de *40,000 mètres cubes par vingt-quatre heures.*

Deux sources salines chaudes, marquant 44°, captées à peu de distance de l'établissement civil, suffisent largement à en alimenter les piscines. Toutes les eaux salines chaudes, outre leur caractère commun de thermalité sont analogues, quant à leurs propriétés chimiques, physiques et médicales. Elles sont alcalines et contiennent en proportions variables les éléments suivants :

Chlorure de sodium...................... $(NaCl)$
Chlorure de magnésium.................. $(MgCl^2)$
Sulfate de soude....................... $(SO^4Na^2)$
Sulfate de magnésie.................... $(SO^4Mg)$
Sulfate de chaux....................... $(SO^4Ca)$
Carbonate de chaux.................... $(CO^3Ca)$
Carbonate de magnésie ................. $(CO^3Mg)$
Hydrogène sulfuré...................... $(H^2S)$

Cet hydrogène sulfuré provient de la décomposition des substances organiques charriées.

Ces eaux sont claires, incolores, et d'une limpidité parfaite, à moins qu'on ne remue la vase ; elles prennent alors une odeur nauséeuse qui s'accentue par le refroidissement.

« Quand on les agite, dit le docteur Peray, leur saveur est douce, si elles sont chaudes, et aigrelette si elles sont froides. Leur densité est de 1,0029. Elles dissolvent faiblement le savon. »

Elles déposent à leur surface, lorsqu'elles sont exposées aux rayons solaires, de la *barégine*. Elles revêtent les parois des conduits où elles passent d'un enduit dur, formé de sels de chaux, et jouissent ainsi des propriétés incrustantes que l'on remarque pour certaines sources du *Puy-de-Dôme*.

On peut les administrer sous forme de boissons, de bains ou de douches, chaudes ou froides : Chaudes, leur action est excitante ; froides, elles remplacent, par certaines de leurs propriétés curatives, les eaux de Vichy.

La source ferrugineuse chaude n'est pas exploitée. Elle est située au milieu des ruines d'*Aquæ-Calidæ*, et marque 70° au

point d'émergence. Son débit est faible ; l'eau est claire, trans-
parente, inodore, de saveur styptique ; elle précipite du *ses-
quioxyde de fer* et du *sous-sulfate ferrique*. C'est une des
plus précieuses.

La source ferrugineuse froide est captée à 15 mètres de là,
dans un pavillon construit par le Génie. Elle s'échappe d'une
vasque à trois orifices. Elle est limpide, de saveur fraîche,
piquante et métallique, inodore, acidule, d'une température de
18° ; elle s'altère promptement à l'air et à la lumière.

Les principes qu'elle contient sont les suivants :

1° En proportions abondantes,

Chlorure de sodium.................... (NaCl)
— de magnésium............... (MgCl$^2$)
Sulfate de calcium.................... (SO$^4$Ca)
— de magnésium................. (SO$^4$Mg)
— de sodium.................... (SO$^4$Na$^2$)

2° En moindres proportions,

Carbonate d'ammoniaque........... CO$^3$(NH$^4$)$^2$
— de calcium............... (CO$^3$Ca)
— de magnésium ........... (CO$^3$Mg)
— de strontium............. (CO$^3$Sr)
— de fer.................... (CO$^3$Fe)

Elle dépose aussi de la *barégine* et prend, en se décompo-
sant, une odeur d'hydrogène sulfuré. On y a constaté la présence de phosphates, et les boues paraissent contenir des
traces d'arsenic. Son goût atramentaire et le précipité noir
qu'elle forme par l'acide tannique démontrent la présence du
fer. Par le ferrocyanure de potassium (FeCy$^6$K$^4$) l'eau prend
une superbe coloration bleue, due au ferrocyanure ferrique.

La présence du fer et du manganèse s'explique fort bien par

l'infiltration lente qui se fait au travers des couches schisteuses du voisinage.

Voici, d'après l'analyse, les quantités des divers composés
acides, basiques ou salins, contenus dans les eaux minérales
d'Hammam-R'hira.

**A. — Eaux minérales salines, sulfatées, à base de chaux
dominante, thermales.**

|  | Analyse de M. Morin Hôpital du Dey | Direction des mines |
|---|---|---|
| Température | 45°2 | 45° |
|  | gr. | gr. |
| Acide carbonique............ | 0,198 | 0,178 |
| — sulfurique............. | 0,889 | 0,890 |
| — silicilique............. | 0,031 | 0,008 |
| — phosphorique.......... | » | » |
| Chlore..................... | 0,311 | 0,311 |
| Potasse.................... | 0,058 | » |
| Soude... ................. | 0,276 | 0,204 |
| Chaux.. .................. | 0,655 | 0,678 |
| Magnésie.................. | 0,074 | 0,080 |
| Alumine................... | 0,002 | » |
| Oxyde manganéso-magnésien.. | » | » |
| Peroxyde de fer............. | traces | » |
| TOTAL par litre........ | 2,494 | 2,349 |

*Quantités des divers composés salins hypothétiquement attribués
à chacune des eaux.*

|  | | |
|---|---|---|
| Température | 45°2 | 45° |
|  | gr. | gr. |
| Carbonate de chaux.......... | 0,207 | 0,188 |
| — de magnésie....... | 0,030 | 0,012 |
| — de manganèse..... | » | » |
| — de fer............ | » | » |
| Sulfate de chaux............. | 1,303 | 1,392 |

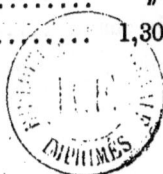

2

| Température | 45°2 | 45° |
|---|---|---|
| | gr. | gr. |
| — de magnésie.......... | 0,172 | 0,108 |
| — de soude............. | 0,017 | » |
| Chlorure de sodium......... | 0,439 | 0,386 |
| — de potassium........ | 0,091 | » |
| — de magnésium...... | » | 0,080 |
| Silicate de soude............ | 0,069 | » |
| Alumine.. ............... | 0,002 | » |
| Acide phosphorique.......... | » | » |
| Oxyde manganéso-magnésien.. | » | » |
| Acide silicique.............. | » | » |
| Peroxyde de fer............. | traces | traces |

## B. — Eaux minérales acidules et ferrugineuses

Température 19°

| | gr. |
|---|---|
| Acide carbonique...................... | 1,480 |
| — sulfurique........................ | 0,619 |
| — silicique ........................ | 0,011 |
| — phosphorique..................... | traces |
| — arsénique ....................... | traces |
| Chlore............................... | 0,170 |
| Potasse.............................. | indices |
| Soude .:............................. | 0,314 |
| Chaux............................... | 0,590 |
| Strontiane........................... | indices |
| Magnésie............................. | 0,065 |
| Alumine............................. | 0,002 |
| Oxyde manganéso-magnésien ............ | 0,001 |
| Peroxyde de fer.................. ... | 0,008 |
| Matière organique azotée............... | tr. t. lég. |
| TOTAL par litre..... | 3,260 |

*Quantités des divers composés salins hypothétiquement attribués aux eaux da la source du* PAVILLON.

| | gr. |
|---|---|
| Acide carbonique libre ................. | 0,8820 |
| Bicarbonate de chaux ................. | 0,9411 |

| Bicarbonate de magnésie | 0,0314 |
|---|---|
| — de strontiane | indices |
| — de manganèse | 0,0008 |
| — de protoxyde de fer | 0,0100 |
| Sulfate de chaux | 0,5438 |
| — de magnésie | 0,1623 |
| — de soude | 0,3425 |
| Chlorure de sodium | 0,2801 |
| — de potassium | indices |
| Silicate de soude | 0,0240 |
| Alumine | 0,0820 |
| Matière organique azotée | tr. lég. |
| Arséniates, phosphates | traces |
| TOTAL par litre | 3,220 |

| Eau et matière azotée | 24,1 | quantité pour 100 |
|---|---|---|
| Sable, quartz et silice | 15,0 | — |
| Carbonate de chaux / — de magnésie | 17,4 | — |
| Alumine | 3,3 | — |
| Peroxyde de fer | 39,8 | — |
| Oxyde manganéso-magnésien | 1,1 | — |
| Phosphates, arséniates | traces | |
| TOTAL | 100,7 | |

Les eaux d'*Hammam-R'hira* jouissent d'une grande efficacité contre certaines maladies chroniques (bronchites, tuberculose à marche torpide, anémie, etc.). La constance de leur température en fait encore un puissant auxiliaire contre le rhumatisme et les affections précédentes. Le Dr Lamarque constate avec enthousiasme les résultats obtenus dans un cas de tuberculose.

Les goutteux et les rhumatisants sont, parmi les malades, ceux qui peuvent tirer le plus grand profit du séjour aussi bien que de l'usage des sources salines et gazeuses d'*Hammam-R'hira* qui possède un hôpital militaire et un établissement civil.

Les phtisiques dont l'état se complique de troubles dyspeptiques peuvent faire également, dans cette station, un séjour permanent des plus profitables ; ils peuvent éviter tour à tour les ardeurs de l'été et les intempéries de l'hiver, en demeurant à *Hammam-R'hira* ou en descendant à Alger.

Les ressources thermales, la beauté du pays et la bonté du climat font d'*Hammam-R'hira* une station très appropriée au traitement des maladies que nous avons citées plus haut.

## II. — Sources thermales d'Hammam-Mélouan

A 20 kilomètres d'*Alger*, vers le sud, au pied des premiers contreforts de l'*Atlas* se trouve le village de *Rovigo*. Les collines environnantes, d'une altitude d'environ 500 mètres, sont formées par des roches dures, schisteuses, dépendant du terrain crétacé. L'*Oued-Harrach*, qui descend de la montagne, a péniblement creusé son lit dans ces roches et coule au fond d'un défilé fort étroit. Toutefois, à 5 kilomètres de là, ce défilé s'élargit et donne naissance à une plaine d'alluvions composée de trois terrasses étagées. C'est sur la terrasse supérieure, située à une trentaine de mètres au-dessus du fond de la vallée, que les sources d'*Hammam-Mélouan* prennent naissance. En conformité de la législation qui régit, en Algérie, les sources de toute nature, celles d'*Hammam-Mélouan* sont la propriété de l'État. On en compte trois d'importance très inégale. D'après les jaugeages effectués par les ingénieurs, leur débit journalier est évalué à *2,680 hectolitres* dont les deux tiers proviennent de la source principale.

La température des sources d'*Hammam-Mélouan* est comprise entre 40 et 44 degrés centigrades.

Les analyses de ces sources effectuées à diverses époques dans le laboratoire du service des mines à Alger ont donné des résultats à très peu près concordants.

Elles sont fortement minéralisées et il n'y a sous ce rapport, de l'une à l'autre que de légères différences provenant, selon toute probabilité, d'infiltrations superficielles d'eau douce.

D'après l'analyse, la source principale renferme par litre 30 gr. 139 de principes fixes ainsi répartis :

|  | gr. |
|---|---|
| Chlorure de sodium (NaCl)............. | 26,922 |
| — de magnésium (MgCl²).......... | |
| Sulfate de calcium (SO⁴Ca)............. | 2,873 |
| — de magnésie (SO⁴Mg)........... | |
| Carbonate de chaux (CO³Ca)........... | 0,304 |
| — de magnésie (CO³Mg)........ | |
| Oxyde de fer hydraté (Fe²(OH)⁶)........ | 0,015 |
| Silice (SiO²)....................... | 0,025 |
| TOTAL.................... | 30,139 |

Dans les trois sources, le chlorure de sodium et le sulfate de chaux forment plus de 98 pour 100 de résidu fixe. Ils constituent par conséquent les éléments caractéristiques des eaux d'*Hammam-Mélouan*.

Aussi, quoiqu'elles sortent d'un dépôt de gravier superposé à des roches crétacées, on peut prévoir qu'elles empruntent leur minéralisation aux marnes irisées.

Le rapport sur la demande en déclaration d'intérêt public constate que telle est bien leur origine, car sur la carte de l'Algérie au 1/800,000, on voit à proximité des gorges de l'*Harrach* un pointement de ce terrain où il y a des exploitations de plâtre.

Malgré leur valeur, ces sources sont presque inexploitées ; les installations faites dans la localité, pour l'utilisation des eaux, sont absolument rudimentaires.

Seules, les deux sources principales communiquent avec deux piscines fort petites. La troisième source n'est pas utilisée. La piscine placée sur la source principale est un marabout, dit de *Sidi-Sliman*, en grande vénération parmi les Arabes. Quelques bâtiments en pisé abritent les baigneurs.

Les sources d'Hammam-Mélouan, où les Arabes ne craignent pas de se plonger, ont une température supérieure de 4 à 6 degrés centigrades à celle admise pour les bains dans les établissements thermaux de la métropole; leur composition leur assigne un rang élevé parmi les eaux minérales les plus stables.

### III. — Sources d'Hammam-M'Zara

Les sources d'*Hammam-M'Zara*, au nombre de quatre, appartenant à l'État, sont situées à vingt-deux kilomètres Est-Nord-Est d'*Aumale*. On les désigne aussi sous le nom de sources de l'*Oued-Okris*, qui fait partie de la commune d'*Aïn-Bessem*. Ce sont des eaux sulfureuses calciques, émanant du terrain crétacé.

Leur température varie entre 13, 66 et 66,6 degrés centigrades.

### IV. — Sources de Berrouaghia

Ces sources sont situées à trois kilomètres Nord-Est de Berrouaghia. Ce sont des eaux dont la température est de 33 à 41 degrés centigrades. Elles sont sulfureuses, sodiques et proviennent du terrain crétacé. Voici leur composition :

|  | gr. |
|---|---|
| Acide carbonique libre ($CO^2$)......... | 0,2210 |
| Sulfure de sodium ($Na^2S$)............. | 0,0033 |
| Bicarbonate de soude ($CO^3NaH$)....... | 0,6070 |
| Carbonate de chaux ($CO^3Ca$).......... | 0,0430 |
| Chlorure de sodium (NaCl)............ | 0,5920 |
| Sulfate de soude ($SO^4Na^2$)............. | 0,0520 |
| Silice ($SiO^2$)...................... | 0,0340 |
| Matières organiques................. | 0,0340 |
| Total au litre..... | 1,3653 |

## V. — Sources de Bouzaréa

Les sources de *Bouzaréa* se composent de trois sources ferrugineuses émanant de schistes anciens ; elles sont actuellement sans usage.

## VI. — Sources de Ben-Haroum

Les sources de *Ben-Haroum* font partie de la commune mixte de *Dra-el-Mizan*.

Elles sont ferrugineuses, carbonatées et sortent du terrain miocène helvetien et du crétacé.

## VII. — Sources d'Hammam-el-Hamé

Elles sont situées à quarante-huit kilomètres Sud-Est d'*Orléansville*, tout près de la commune mixte d'*Ouarcenis*. Ce sont des eaux sulfureuses, sodiques, émanant du terrain crétacé et dont la température est de 42°. Voici la quantité de principes qu'elles contiennent par litre :

|  | gr. |
|---|---|
| Potasse...................... | 0,0673 |
| Soude....................... | 0,7545 |
| Chaux....................... | 0,3225 |
| Magnésie .................... | 0,0718 |
| Péroxyde de fer............... | 0,0080 |
| Acide chlorhydrique........... | 0,960 |
| Acide sulfurique.............. |  |
| Acide carbonique............. |  |
| Acide silicique........... |  |

# DEUXIÈME PARTIE

---

## PROVINCE DE CONSTANTINE

### I. — Sources d'Hammam-Meskoutine

Située près de la voie ferrée, à égale distance de *Constantine* et de *Bône*, à vingt-trois kilomètres Nord-Ouest de *Guelma*, la station thermale d'*Hammam-Meskoutine* est la plus belle de l'Algérie, et, sans contredit l'une des plus intéressantes de l'Europe au point de vue de ses sources minérales.

Si sa réputation ne s'est pas encore étendue au loin, il faut uniquement l'attribuer au manque de communications, lacune aujourd'hui comblée, grâce au réseau ferré algérien ; nous ne doutons pas qu'elle ne reprenne bientôt son ancienne splendeur.

Chaque année un plus grand nombre de baigneurs est attiré par les beautés naturelles du pays, la douceur du climat et la valeur thérapeutique des eaux minérales.

Nous avons largement puisé, pour notre étude, dans l'intéressant ouvrage de M. Rouyer (1), et dans celui, tout récent, de M. le docteur *Piot* (2), médecin-major de 2ᵉ classe à l'hôpital militaire de Constantine.

Les sources thermales d'*Hammam-Meskoutine*, très appréciées des Romains qui les désignaient sous le nom d'*Aquæ Tibilitinæ* à cause de l'ancienne *Tibilis* dont les ruines se trouvent à proximité des eaux (ruines d'*Announa*, près du village de *Clauzel*), sont en grande vénération chez les Arabes de la province, à cause de leurs propriétés curatives et des légendes dont elles sont l'objet. L'établissement thermal est situé sur un plateau que dominent au sud et au sud-ouest les crêtes du *Beni-Brahim* ; la vallée du *Bou-Hamdam* est à 50 mètres plus bas ; les sources sont donc sur l'étage moyen, entre la plaine et la montagne.

L'horizon est borné au nord par l'imposant massif du *Djebel-Debar*, montagne aride et abrupte, dont les points culminants atteignent 1,200 mètres. Au nord-est les collines boisées du *Beni-Addi* viennent noyer leurs cascades de verdure dans le *Bou Hamdam* qui serpente à leur pied ; au sud-est les pentes velues de la *Mahouna* viennent s'unir au massif du *Beni-Brahim* complétant le cercle et protégeant les sources. A l'ouest la gorge du *Taya*, creusée dans les escarpements du massif, donne accès dans la vallée, tandis qu'à l'est une large coupure laisse échapper la rivière qui coulera au nord sous le nom de *Seybouse*.

Les sources sont à 318 mètres d'altitude, près du *Bou-Hamdam*, sur un plateau assez mal limité au sud et compris entre le *Chabet Zerdouina*, à l'est et l'*Oued Chidakra* à

---

(1) L. Rouyer (Hammam-Meskoutine et ses environs. Légendes et actualités).

(2) Dʳ A. Piot (Trois saisons à Hammam-Meskoutine). Notes et observations.

l'ouest. Leurs eaux se déversent dans ce dernier fleuve. Le sol, incrusté par les dépôts calcaires des eaux minérales, est couvert d'une végétation exubérante au sein de laquelle on remarque des oliviers et des pistachiers térébinthes.

L'établissement est situé à l'extrémité nord-ouest du plateau, à proximité des principales sources et de la Grande Cascade, sur la rive droite du *Chedakra* à 500 mètres de la gare du chemin de fer.

« Qu'on se représente, dit *M. Rouyer* (1), sur la rive droite du *Bou-Hamdam*, au milieu d'une vaste enceinte de hautes montagnes, un mamelon élevé formé de dépôts tufacés et parsemé de nombreux cônes d'inégale hauteur (jusqu'à 8 ou 10 mètres), dont l'ensemble a été comparé aux minarets d'une ville musulmane, ou aux tentes d'un douar arabe, on aura une idée de l'emplacement des bains d'*Hammam-Meskoutine*. Le sol de ce mamelon résonne sous le pas du voyageur, et on entend, à l'intérieur, comme le bruit sourd d'une ébullition. Des gaz se dégagent non seulement par l'eau des sources, mais aussi par les canaux encore ouverts de quelques-unes de celles qui sont taries, et par une multitude de couches tufacées.

» Celles-ci sont d'une épaisseur considérable et recouvrent un espace immense ; elles sont formées par l'accumulation de dépôts successifs que les eaux ont accrus pendant des centaines de siècles. Ces dépôts forment, sur certains points, des espèces de murailles naturelles d'une grande épaisseur, de 6 à 10 mètres de hauteur. A la disposition et à la forme que ces dépôts affectent, on les croirait faits pour servir de retranments à une armée.

» Les cônes nombreux qui couvrent le mamelon se forment par le dépôt des sels calcaires dont les eaux sont très chargées,

(1) L. Rouyer (Hammam-Meskoutine et ses environs).

et qu'elles abandonnent par l'abaissement subit de leur température, au moment où elles apparaissent au jour. Autour du
point où une source perce le sol, un premier cercle se forme ;
des couches calcaires successives se déposent et élèvent
peu à peu une enceinte circulaire, dans laquelle la source
bouillonne et monte, pour se déverser par dessus les bords.
A mesure que cette enceinte s'exhausse, la base s'élargit, car
elle a reçu de plus nombreuses couches, en même temps que
par l'abaissement de la température, plus grand en bas qu'en
haut, elle doit les recevoir plus épaisses. Quand le tube, que
le mouvement de l'eau réserve à l'intérieur du cône est assez
élevé pour que la colonne d'eau qu'il renferme fasse équilibre
à la force motrice d'ascension de la source, le phénomène
s'arrête, pour se renouveler sur un autre point, par l'appari-
tion d'une nouvelle source. L'ouverture supérieure du tube,
qui forme l'axe du cône, se rétrécit peu à peu, finit par se fer-
mer, et le tube lui-même se bouche complètement.

» Tel est le mode de formation de ces cônes nombreux ;
les plus élevés sont évidemment très anciens, ce qui semble-
rait indiquer que la force d'ascension a diminué. On aperçoit
sur plusieurs points du plateau des sources bouillonnantes
sans écoulement, et des fissures par où s'échappent de la vapeur et des gaz.

» Aujourd'hui les sources ont disparu des points les plus
élevés du monticule, les vieux cônes y sont à sec. C'est seulement vers le bas de la colline, sur le bord du ravin, que
presque toutes les eaux sourdent avec abondance, pour y des-
cendre en gracieuse cascade sur les gradins qu'elles ont formés, et tomber dans le ruisseau du *Chedakra* qui les conduit
à l'*Oued Bou-Hamdam*.

» Les dépôts formés par les cascades offrent une grande
variété de couleurs qui passent par toutes sortes de nuances
et produisent le plus merveilleux aspect. La plupart des au-

teurs qui ont écrit sur les eaux d'*Hammam-Meskoutine* attri-
buent par erreur cette coloration variée aux éléments consti-
tutifs des eaux, tandis qu'elle n'est autre chose qu'une coloration artificielle résultant de l'immersion, du rouissage des
plantes textiles, que les indigènes déposent à l'ouverture des
sources pour les dépouiller de leur matière soluble. Lorsque
cette immersion n'a pas lieu, les dépôts sont toujours d'un
blanc mat ressemblant à l'albâtre.

» Les eaux sortent de grès et de marnes schisteuses en-
tremêlées de filons de calcaire.

» Le terrain de *Hammam-Meskoutine* se compose de marne
de calcaire, de grès, de galets et de sables dans toute la vallée ; les montagnes voisines sont formées de grès ou de calcaire. »

Sources. — Le nombre des sources connues est très grand
et varie tous les jours ; lorsque les unes apparaissent, d'autres disparaissent momentanément ou tarissent définitive-
ment. Elles jaillissent du sol sur une grande étendue et se
font jour à travers un terrain de travertin qui leur doit sa formation. Elles déposent incessamment une matière calcaire
qui incruste tous les objets qu'elle touche. On trouve dans
les sources mêmes des quantités d'objets les plus divers, feuil-
lages, couronnes, ornements de toute nature, que les baigneurs y ont déposés. Ces objets se recouvrent bientôt d'un
enduit calcaire.

Ces eaux sont remarquables par leur élévation de température. Aucune source en Europe n'atteint cette thermalité,
ainsi que le démontre le tableau suivant dans lequel on trou-
vera indiqué le maximum de température des sources les
plus chaudes connues :

| | |
|---|---|
| Uriage...................... | 27° |
| Eaux-Bonnes ................ | $+ 12°$ à $+ 32°$ |

| | | |
|---|---|---|
| Greoulx...................... | + 10° à | + 38° |
| La Preste.................... | + 37° à | + 40° |
| Hammam-R'hira.............. | | + 45° |
| Barèges..................... | + 29° à | + 45° |
| Mont-Dore.................. | + 40° à | + 45° |
| Aix-en-Savoie .............. | + 45° à | + 46°5 |
| Néris....................... | | + 52° |
| Bourbon-l'Archambault ........ | | + 52° |
| Le Vernet................... | + 18° à | + 52° |
| Aix-la-Chapelle .............. | + 45° à | + 55° |
| Cauterets ................... | + 16° à | + 56° |
| Bourbonne .................. | + 49° à | + 58° |
| Dax........................ | + 31° à | + 61° |
| Amélie-les-Bains.............. | + 31° à | + 63° |
| Luchon..................... | + 34° à | + 68° |
| Ax (Ariège) ................. | + 14° à | + 70° |
| Plombières.................. | + 40° à | + 70° |
| Carlsbad (Bohème) ........... | + 62° à | + 73°7 |
| Chaudesaigues................ | | + 88° |
| Hammam-Meskontine......... | + 72° à | + 96° |

Il n'y a guère que les Geysers d'Islande et quelques sources des îles Philippines qui aient une température un peu plus élevée.

| | |
|---|---|
| Geysers......................... | 109° |
| Sources des îles Philippines........ | 60° à 98° |

On utilise ces eaux chaudes à *Hammam-Meskoutine* pour les usages culinaires, et, en aval, pour laver le linge, pour faire tremper le diss et l'alfa, qui se dépouillent ainsi de leurs principes solubles et acquièrent une grande souplesse qui facilite la fabrication des nattes et des paniers.

Ces sources sont aussi très remarquables par le volume d'eau qu'elles débitent.

Le tableau suivant en fait foi :

| Quantité débitée à l'heure à | Guagno (Corse)........ | 3.500 litres |
|---|---|---|
| — | Hammam-R'hira....... | 4.200 — |
| — | Bourbonne .......... | 5.000 — |
| — | Saint-Sauveur........ | 6.000 — |
| — | Barèges............. | 7.500 — |
| — | Plombières .......... | 10.400 — |
| — | Amélie-les-Bains....... | 50.000 — |
| — | Hammam-Meskoutine .. | 200.000 — |

Cette quantité prodigieuse d'eau fournie par toutes les sources permettrait de donner des bains journaliers à plusieurs milliers de personnes à la fois.

Toutes les sources d'*Hammam-Meskoutine* sont aujourd'hui sur la rive droite du *Chedakra* et plus ou moins près de ce cours d'eau. M. le docteur PIOT les divise en neuf groupes :

1º Aïn-Srouna. — 2º Sources du Chedakra (*ferrugineuse, de la Grande-Ruine, Cascade du Nord*). — 3º Sources de la Grande Cascade. — 4º Sources des Bains. — 5º Source du Pont. — 6º Sources de l'Est. — 7º Sources de la Ruine (Cascade du Chemin de fer). — 8º Sources du Bou-Hamdam.— 9º Sources diverses.

1º AÏN-SROUNA. — Cette source, d'une température relativement peu élevée (41º), sert de bains et de lavoir aux indigènes. La roche sédimentaire calcaire est éloignée de cette source, aussi n'y a-t-il point d'incrustations dans celle-ci.

Les eaux naissent dans des crevasses de grès et de schistes et donnent en partie naissance au Chadakra.

L'analyse de cette eau a été faite par M. Cornutrait, pharmacien aide-major de 1re classe à l'hôpital de Guelma, qui y a trouvé :

*Analyse faite le lendemain de la prise à la source et à la température de 22° centigrades.*

Carbonate de chaux..................... 0,0103
Sulfate de chaux........................ 0,0098
Sels de magnésie....................... 0,1125
Acide sulfurique........................ 0,0820
Chlore................................. 0,0584
Fer (protoxyde à l'état de suspension, ne
    se décèle plus après filtration.
Acide silicique......................... traces.
Matières organiques.................... Néant.
Acide carbonique....................... Néant. ·
Résidu sec à 120° ..................... 0.258

*Réaction neutre au tournesol. — Pas d'odeur spéciale. — Saveur franche. — Pas de couleur apparente.*

L'eau contient, au moins dans l'échantillon, des matières étrangères en suspension qui se déposent ; ce sont des impuretés. Degré hydrotimétrique, 20.

2° SOURCES DU CHEDAKRA. — Ces eaux jaillissent dans le lit même de la rivière. Anciennement, la pression plus considérable leur permettait de venir affleurer sur les hauteurs. Ces sources ne sont pas utilisées ; elles sont au nombre de 31 et peuvent se diviser actuellement en 3 groupes :

Le 1er groupe se compose de 20 sources séparées nettement des autres et qui viennent toutes d'un même point, la *Muraille de Chine* ; l'eau donne ainsi aux galets de la rivière une teinte ocre foncée très nette, ce qui indique la présence du fer. Ce groupe est désigné sous le nom de *Sources ferrugineuses.*

Le 2e groupe est à 200 mètres plus bas et comprend 6 sources assez rapprochées les unes des autres. Leur sédiment, au lieu d'être de couleur rouillée, est d'un blanc éclatant.

Le 3ᵉ groupe se compose de 5 sources provenant de la cascade du Nord, dont l'eau est tarie depuis six ans.

3° SOURCES DE LA GRANDE CASCADE. — Les sources de la *Grande Cascade* sont fournies par trois griffons. Ce sont de beaucoup les plus importantes par leur débit et leur emploi ; leur eau est très incrustante. Ces sources donnent naissance à une magnifique cascade ; c'est là l'un des sites les plus vantés de l'Algérie.

La nuit, pendant les temps humides, il s'élève au-dessus des eaux de gros nuages de vapeurs blanches.

4° SOURCE DES BAINS. — Fournie par un seul griffon, elle sert uniquement à alimenter les bains et les piscines de l'hôpital militaire ; elle jaillit un peu au-dessous de la Grande Cascade.

5° SOURCE DU PONT. — Située à 60 mètres de la précédente et presque dans le lit du *Chedakra*, dans le massif calcaire même, cette source n'a ni la même thermalité ni la même composition chimique que les sources environnantes et sert à l'alimentation après refroidissement.

6° SOURCES DE L'EST. — C'est un groupe de sources inutilisé, qui se trouve à l'est des précédentes, sur le plateau des Cônes.

7° SOURCE DE LA RUINE (*Cascade du chemin de fer*). — Elle est alimentée par trois griffons.

Autrefois elle formait un groupe de sources importantes, et débitait 250 litres à la minute. La tranchée du chemin de fer, ayant traversé la nappe souterraine, les a taries et remplacées par une belle cascade qui se déverse sur le bord de la voie.

8° Sources du Bou-Hamdam. — Les sources du *Bou-Hamdam* sont éloignées de toutes les autres, sur le sommet des hautes berges qui dominent la rivière, et à 50 mètres en aval de l'embouchure du *Chedakra*. Ce sont des griffons sans importance.

9° Sources diverses. — Ce sont toutes celles qui ne rentrent pas dans un des groupes précédents. Ce sont :

1° Un assez joli griffon au pied d'un grand olivier, sur le bord du ravin du *Chedakra*.

2° Deux ou trois affleurements de l'eau thermale dans le bassin lui-même.

3° Un affleurement semblable existe en arrière de la Grande Cascade ; l'eau fait entendre un bourdonnement constant et laisse échapper une grande quantité de vapeur.

4° Un affleurement assez profond sur la route de *Guelma*, à 500 mètres à l'est de l'établissement.

*Propriétés*. — L'eau des sources de *Hammam-Meskoutine* est claire, limpide et chaude, celle de la Grande Cascade exhale fortement l'odeur de l'hydrogène sulfuré ; celle des sources ferrugineuses est inodore.

Par le refroidissement, elle laisse déposer ses sels calcaires, elle perd ses gaz, son odeur sulfhydreuse, et devient alors très potable.

La quantité de gaz qui se dégage aux griffons donne à ceux-ci l'aspect d'une masse liquide en ébullition.

Les sources les plus abondantes et dont la température est la plus élevée (96°) sont celles de la Grande Cascade. Les sources ferrugineuses varient de 72 à 80°. Celle du Pont Marque, 81°, celles à dépôt calcaire varient de 89 à 92°.

L'ancienne cascade du Nord marque 79°, celle du chemin de fer, 88 à 90°.

La première analyse de ces eaux a été faite par un habile

chimiste, M. Tripier, pharmacien aide-major, en 1839. Les chiffres qu'il a trouvés ont été très peu modifiés par les chimistes actuels, ainsi que nous allons le voir d'après l'analyse la plus récente faite par M. Masson, pharmacien-major de première classe à l'hôpital de Constantine :

### SOURCES DE LA GRANDE CASCADE

| | Analyse | |
|---|---|---|
| | D'après Tripier | D'après Masson |
| | gr. | gr. |
| Chlorure de sodium............ | 0,4156 | 0,4156 |
| — de magnésium........ | 0,07864 | 0,0786 |
| — de potassium......... | 0,01839 | 0,0183 |
| — de calcium........... | 0,01085 | 0,0108 |
| Sulfate de chaux............ | 0,38086 | 0,3808 |
| — de soude............. | 0,17653 | 0,1765 |
| — de magnésie......... | 0,00673 | 0,0076 |
| Carbonate de chaux.......... | 0,25722 | 0,2572 |
| — de magnésie.......... | 0,04235 | 0,0423 |
| — de strontiane........ | 0,00150 | 0,0015 |
| Arsenic métallique........... | 0,00050 | 0,0005 |
| Silice..................... | 0,07000 | 0,0070 |
| Matières organiques.......... | 0,06000 | 0,0600 |
| Fluorure.................. | traces | traces |
| Oxyde de fer............... | » | » |
| | 1,51917 | 1,4567 |

| | Analyse des gaz | |
|---|---|---|
| | D'après Tripier (pour 1,000 c.) | D'après Masson |
| Acide carbonique........ .... | 970 | 325,27 |
| Hydrogène sulfuré......... | 005 | 8,06 |
| Azote......... ......... | 025 | 86,10 |
| Vapeur d'eau............. | | 580,57 |
| TOTAL............. | 1,000 | 1000,00 |

L'analyse des gaz diffère notablement.

L'eau de source ferrugineuse a été analysée par M. Fégueux, pharmacien aide-major ; celle du pont, utilisée comme eau potable après refroidissement, a été analysée par M. Morelle. Voici les résultats obtenus :

|  | SOURCES FERRU-GINEUSES | SOURCE DU PONT |
|---|---|---|
|  | Analyse De M. Fégueux | De M. Morelle |
|  | gr. | gr. |
| Bicarbonate de chaux........ |  | 0,33660 |
| Carbonate de chaux......... | 0,1746 |  |
| Carbonate de magnésie...... | 0,0237 | 0,08090 |
| — de strontiane..... |  | 0,001,92 |
| — de fer........... |  | 0,00093 |
| Sulfate de soude........... | 0,0528 | 0,36585 |
| — de chaux........... | 0,4292 | 0,18700 |
| Chlorure de sodium........ | 0,3504 | 0,35580 |
| — de potassium...... | 0,0406 | 0,09375 |
| — de magnésium..... | 0,0718 | 0,06420 |
| Iodure de sodium........... |  | traces |
| Fluorure de sodium......... |  | » |
| Arséniate de soude......... |  | 0,00128 |
| Phosphate de soude........ | 0,0202 | traces |
| Silice.................... | 0,0125 | 0,12110 |
| Iode..................... | traces |  |
| Matières organiques........ | 0,0382 | traces |
| Total par litre........ | 1,0382 | 1,60933 |

On ne trouve pas d'hydrogène sulfuré dans ces dernières sources ; on n'y constate seulement que la présence de l'azote et de l'acide carbonique.

La source du Pont est celle qui contient le plus d'éléments minéralisateurs ; viennent ensuite la source de la Grande Cascade et la source ferrugineuse.

En résumé, on trouve trois espèces d'eau à *Hammam-Meskoutine* :

1° *Une eau bicarbonatée sulfatée (source du pont) ayant beaucoup d'analogie avec celle de Contrexeville, à cause de sa composition chimique et de l'arsenic qu'elle renferme ; mais sa température est bien plus élevée, et elle contient beaucoup plus de chlorures ;*

2° *Des sources oligo-métalliques et arsenicales (sources de la Grande Cascade et des Bains), les plus riches, les plus hyperthermales des oligo-métalliques ;*

3° *Des sources ferrugineuses très hyperthermales de richesse moyenne et chargées d'acide carbonique libre.*

L'établissement d'*Hammam-Meskoutine*, situé au milieu d'un beau domaine, se compose d'un hôtel, dans le plan duquel se trouve le bâtiment affecté aux militaires pendant la saison, et d'une installation balnéaire.

Les eaux sont employées avantageusement contre le rhumatisme, la goutte, le diabète, la syphilis, le paludisme, les tuberculoses (pulmonaires et localisées), l'hystérie, l'ataxie locomotrice et les myélites, les névralgies sciatiques, les paralysies partielles, la bronchite chronique et l'emphysème, les maladies de la peau, celles de l'utérus, les affections traumatiques, etc.

Nous pouvons dire, en terminant l'étude de ces eaux minérales, qu'*Hammam-Meskoutine* est un des plus beaux sites de l'Algérie, à cause des montagnes pittoresques qui l'entourent et de ses coteaux boisés. C'est un pays accidenté où l'on remarque une végétation incomparable, de belles cultures, de magnifiques promenades, et où l'on peut faire de très intéressantes études au point de la géologie, de l'archéologie et de la botanique.

## IV. — Sources de Sidi-M'Cid

Les sources de *Sidi-M'Cid* sont situées sur la face nord du rocher de *Constantine*, à environ 400 mètres à l'est des cascades ou des sources de *Sidi-Rachel*, d'Aïn-Chehka et de Sidi-Mimoun. Ce sont des eaux chlorurées sodiques émanant du terrain cénomanien et émergeant de plusieurs points, dont un sulfureux. Leur température est de 30 à 35 degrés centigrades. Voici leur composition chimique d'après l'analyse faite dans le laboratoire du service des mines :

|  | Source thermale simple. | Source sulfureuse |
|---|---|---|
|  | gr. | gr. |
| NaCl ..................... | 0,2015 | 0,568 |
| $SO^4Na^2 + SO^4Ca$ ............ | 0,160 | 0,115 |
| $CO^3Ca + CO^3Mg$ ............ | 0,290 | 0,281 |
| $SiO^2$..................... | 0,010 | divers |
| Matières organiques......... | indét. | non dosées |
| TOTAL par litre..... | 0 gr.6615 | 0 gr. 640 |

Il y a à Sidi-M'Cid un établissement civil très fréquenté par les habitants de *Constantine* à titre d'agrément, mais les eaux ne paraissent avoir aucune propriété thérapeutique.

## III. — Sources de Salah-Bey

Les sources de *Salah-Bey* sortent au milieu des couches lacustres de Constantine, dont elles sont distantes de 4 kilomètres à l'ouest nord. Elles doivent être en rapport avec un soulèvement souterrain des couches de la craie moyenne comme les autres sources, de composition analogue, des environs.

Ces eaux contiennent par litre les principes suivants :

| | gr. |
|---|---|
| NaCl+MgCl² ....................... | 0,2305 |
| NO³Na.............................. | 0,0390 |
| SO⁴Ca+SO⁴Mg..................... | 0,1494 |
| CO³Ca+CO³Mg .................... | 0,2500 |
| Fe²O³ ............................. | 0,0050 |
| SiO²............................... | 0,0100 |
| Matières organiques ................ | indéterm. |
| Total par litre..... | 0,6839 |

## II. — Sources de Hammam-Salahin. — Oued-Biskra. Aïn-Biskra. — Oued-Oumach.

Les eaux qui alimentent la ville de Biskra, sont celles de l'*Oued-Biskra* et de l'*Aïn-Biskra*; elles sont légèrement magnésiennes et le chlorure de sodium prédomine sur les autres sels.

D'après M. *Lahache,* voici l'analyse de l'eau que l'on boit à *Biskra* :

| | gr. |
|---|---|
| CO² ................................ | 0,087 |
| NaCl............................... | 1,200 |
| NO³Na.............................. | 0,042 |
| SO⁴Na²............................. | 0,102 |
| SO⁴Ca.............................. | 0,400 |
| SO⁴Mg............................. | 0,310 |
| CO³Ca.............................. | 0,155 |
| CO³Mg............................. | 0,023 |
| SiO²............................... | 0,030 |
| Total par litre............. | 2,262 |

L'eau de l'*Oued-Biskra* est chaude à sa source, et, d'après la sensation qu'elle produit quand on en boit, sa température doit être de 30 à 35° centigrades. M. Sauvageau (1), durant

(1) M. Sauvageau, *Étude sur les algues d'eau douce récoltées en Algérie.*

son séjour à Biskra pour étudier les algues, y a trouvé une floridée, l'*Audouinella Hermanni*.

La source thermale d'*Hammam-Salahin* est située à 6 ou 7 kilomètres au nord-ouest de Biskra, tout près de la montagne de *Djebel-Sfa*. Elle est très appréciée des indigènes qui viennent s'y baigner pour y soigner la plupart des maladies. Ses propriétés thérapeutiques paraissent se rapprocher de celles d'Uriage, aussi les médecins militaires y envoient-ils les officiers et les soldats de la garnison de Biskra.

L'eau surgit en bouillonnant et en dégageant une grande quantité de gaz au centre d'un bassin carré, assez profond, autour duquel sont disposées des cabines absolument dépourvues de confortable. Sa température est alors de 46°; elle est limpide, de coloration verdâtre et possède une odeur sulfureuse. Son goût est salé, amer, désagréable, et sa réaction est acide. Elle a, paraît-il, une action purgative.

« A sa surface, dit M. Sauvageau, dans le bassin même de réception, flottent de nombreux flocons mous, glaireux, d'un vert bleuâtre foncé par-dessous, d'un gris sale par-dessus, dus à l'*Oscillatoria Numidica*.

Les eaux d'*Hammam-Salahin* sortent au milieu des couches pliocènes lacustres du nord de Biskra, mais elles paraissent en rapport avec un pointement souterrain des couches crétacées inférieures. Il n'y a pas de roches éruptives dans le voisinage.

L'analyse nous donne les résultats suivants :

| | gr. |
|---|---|
| NaCl............................ | 6,7143 |
| $SO^4Ca + SO^4Na^2 + SO^4Mg$............ | 2,1774 |
| $CO^3Ca + CO^3Na^2 + CO^3Mg$............ | 0,3140 |
| $SiO^2$............................ | 0,0286 |
| Matières organiques................. | indéterminé. |
| TOTAL par litre................ | 9.234 |

Hydrogène sulfuré............ 0gr.0045 par litre.

Acide carbonique............. 0  0562  —

Débit moyen, 4,000 mètres cubes par vingt-quatre heures.

L'*Oued-Oumach* est une source située à environ 10 kilomètres au sud-ouest de *Biskra*, près de la montagne de *Sable*, dans le désert. Son débit est bien plus faible que celui d'*Hamman-Salahin*. Elle émerge en formant un petit ruisseau encaissé à courant très rapide qui tombe en cascade et coule ensuite sur une pente faible. Au niveau de la cascade, sa température est de 27°. Voici à peu près sa composition :

|                      | gr.         |
|----------------------|-------------|
| Chlorures            | 0,375       |
| Sulfates             | 1,597       |
| Carbonates           | 0,152       |
| Silice               | 0,004       |
| Matières organiques  | indéterminé.|

## V. — Sources de Takitount

Les sources de *Takitount* ou de l'*Aïn-Hamza* sont situées à 24 kilomètres au nord et à 4°30 ouest de la ville de Sétif. Les eaux sont froides et émanent du terrain suessonien ; il n'y a pas de roches éruptives dans le voisinage.

L'eau de *Takitount* paraît comparable à certaines eaux de Vichy ou de Vals, mais plus riche en gaz et plus pauvre en bicarbonates alcalins. Elle est bicarbonatée sodique et contient par litre :

|                      | gr.     |
|----------------------|---------|
| $CO_2$ libre         | 0,680   |
| $CO_3NaH$            | 1,22    |
| $CO_3Na_2$           | »       |
| $CO_3 Ca$            | »       |
| Fer                  | traces. |

## VI. — Sources d'Hammam-Ouled-Zeïd

Ces sources se trouvent à 10 kilomètres au nord et à 31° est de *Souk-Ahras*, petite ville située sur la ligne de chemin de fer de Bône à Tunis. Leur débit est très abondant ; elles sortent du calcaire suessonien.

L'eau est incolore et a une odeur d'œuf pourri ; son degré hydrotimétrique est 66 et sa température 39°.

*Hammam-Ouled-Zeïd* possède un petit établissement très fréquenté des indigènes et de la population européenne de *Souk-Ahras*.

## VII. — Sources de l'Oued-Hamimim

Les sources de l'*Oued-Hamimim* sont nombreuses ; elles surgissent à 7 kilomètres, 4 à l'est et à 5°15, ouest de la petite ville de Jemmapes, entre Philippeville et Bône. Leur débit est abondant ; on y trouve des eaux sulfatées, des griffons ferrugineux et sulfureux, sortant de schistes argileux phyladiens.

L'analyse, effectuée par M. Cotton dans le laboratoire du service des mines, donne les résultats suivants :

$$\text{Température} \dots \dots \dots \quad 35° \text{ à } 45°$$
$$\text{Degré hydrotimétrique} \dots \quad 197$$

| | gr. |
|---|---|
| Résidu desséché, par litre . . . . . . . . . . . . | 1,9763 |
| $Co^2$ . . . . . . . . . . . . . . . . . . . . . . . . . . . . . . | 0,015 |
| $Co^3Ca$ . . . . . . . . . . . . . . . . . . . . . . . . . . . | 0,0515 |
| $CaCl^2$ . . . . . . . . . . . . . . . . . . . . . . . . . . . | 0,0798 |
| $So^4Ca$ . . . . . . . . . . . . . . . . . . . . . . . . . . . | 1,6800 |
| $So^4Mg$, . . . . . . . . . . . . . . . . . . . . . . . . . . | 0,1200 |
| $MgCl^2$ . . . . . . . . . . . . . . . . . . . . . . . . . . . | 0,0450 |
| Matières organiques . . . . . . . . . . . . . . . . . | traces |

Il existe à *l'Oued-Hamimim* un établissement civil assez fréquenté. Deux sources seulement sont captées.

## VIII. — Sources d'Hammam-bou-Sellam

Les sources d'*Hammam-Bou-Selam* ou de *Hammam du Bou-Sellam* sont situées à 20 kilomètres au Sud et à 47°,40, Ouest de Sétif. Elles sortent au milieu des terrains lacustres pliocènes ou post-pliocènes de *Constantine*, mais doivent être en rapport avec un pointement secondaire souterrain. Leur température varie de 41°,5 à 49°5 ; le débit est très abondant. D'après leur composition chimique, on peut dire que ce sont des eaux sulfatées faibles, à haute thermalité, recommandables pour les névroses et les rhumatismes.

| Composition chimique | D'après Roucher |
|---|---|
| | gr. |
| $So^4Na^2$............................... | 0,306 |
| $So^4Ca$............................... | 0,384 |
| $Co^3Ca$............................... | 0,144 |
| $Co^3Na^2$............................... | 0,019 |
| $NaCl$............................... | 0,434 |
| $CaCl^2$............................... | 0,029 |
| $MgCl^2$............................... | 0,027 |
| $SiO^2$............................... | 0,060 |
| Matières organiques$+Fe^2O^3$............ | 0,016 |
| Pertes............................... | 0,014 |
| TOTAL par litre................... | 1,433 |

Ces eaux sont légèrement reconstituantes et doivent leurs propriétés thérapeutiques, surtout à leur thermalité. Elles sont très fréquentées par les indigènes.

# TROISIÈME PARTIE

## PROVINCE D'ORAN

## I. — Sources d'Hamman-bou-Hadjar

Les sources thermales d'*Hamman-bou-Hadjar* se trouvent près de la commune mixte d'*Aïn-Témouchent*, à 50 kilomètres S.-O. d'Oran.

Elles sont très nombreuses et surgissent au milieu de l'atterrissement récent quaternaire, qui forme le sol du Grand Lac Salé.

On les désigne sous les noms suivants:

N° 1. Source chaude ou du *Palmier*. T.: 75°.

N° 2. Source d'*Hammam-bou-Hadjar*, froide, gazeuse. T.: 25°.

N° 3. Source de *Chadcbec*, sulfureuse, chaude. T.: 56°.

Ces sources, bicarbonatées sodiques, sont très abondantes et peuvent fournir plus de 300 litres à la minute. Voici les éléments qu'elles contiennent:

| | Sources de Hammam-bou-Hadjar | | |
|---|---|---|---|
| | Nº 1 S: du Palmier | Nº 2 — | Nº 3 — |
| | gr. | gr. | gr. |
| Bicarbonate de chaux...... | 1,070 | 1,218 | 0,514 |
| — de magnésie... | 0,052 | 0,045 | 0,030 |
| — de soude...... | 1,075 | 1,390 | 0,515 |
| — de fer........ | 0,120 | 0,132 | 0,120 |
| Sulfate de chaux.......... | 0,102 | 0,105 | 0,102 |
| Chlorure de calcium....... | 0,161 | 0,341 | 0,316 |
| — de magnésium... | 0,170 | 0,162 | 0,177 |
| — de sodium....... | 2,070 | 2,215 | 2,013 |
| Silice................... | 0,070 | 0,075 | 0,070 |
| TOTAL par litre...... | 4,890 | 5,683 | 3,857 |

Les sources hyperthermales d'*Hammam-bou-Hadjar* sont aussi ferrugineuses et déposent du travertin.

Elles sont indiquées contre les rhumatismes, la sciatique; leurs propriétés reconstituantes permettent de les appliquer aussi dans la scrofule, surtout à forme torpide. Les Arabes fréquentent ces sources depuis un temps immémorial.

## II. — Sources d'Aïn-Nouissy

La source d'*Aïn-Nouissy* est située à 14 kilomètres sud de Mostaganem ; elle émerge d'un terrain formé par des sables pliocènes souvent agrégés en grains plus ou moins durs, quelquefois pétris de coquilles de bivalves fossiles.

Ses eaux dégagent une forte odeur d'acide sulphydrique.

D'après l'analyse faite dans le laboratoire du service des mines, on y trouve les principes suivants:

| | gr. |
|---|---|
| Hydrogène sulfuré................... | 0,005 |
| Carbonate de chaux................... | 0,322 |
| Sulfate de chaux ................... | 0,016 |

| | |
|---|---|
| Chlorure de calcium.................... | 0,266 |
| Chlorure de magnésium................ | 0,360 |
| Chlorure de sodium................... | 17,136 |
| Carbonate de magnésie............. | » |
| —    de soude................... | 0,360 |
| Silice ............................ | 0,040 |
| Fer............................... | traces |
| Total par litre... | 18,505 |

Dans une autre analyse faite dans le but de déterminer spécialement l'hydrogène sulfuré, on en a trouvé une quantité moindre (0 gr. 00973 par litre).

Cette source est fortement chlorurée sodique; elle est aussi sulfureuse sodique.

### III. — Sources des Bains de la Reine

La source des *Bains de la Reine*, chlorurée sodique et magnésienne, est située à 3 kilomètres d'Oran. Elle était utilisée par les Espagnols avant la conquête française. Sa température est de 52°; son débit par minute est d'environ 250 litres. Elle émane de calcaires dolomitiques dans les schistes du Santa-Cruz.

Les principes qui la constituent sont les suivants:

| | gr. |
|---|---|
| $NaCl$............................. | 5,956 |
| $MgCl^2$............................. | 4,317 |
| $SO^4Mg$............................. | 0,420 |
| $CO^3Ca$............................. | 1,078 |
| $SiO^2$............................. | 0,809 |
| Total par litre..... | 12,580 |

Voici les proportions qu'indique l'analyse faite dans le laboratoire du service des mines.

| | gr. |
|---|---|
| NaCl...................................... | 7,223 |
| NaBr...................................... | 0,083 |
| Kcl....................................... | 0,034 |
| $MgCl^3$.................................. | 1,247 |
| $FeCl^2$.................................. | 0,036 |
| $CO^3Ca$................................. | 0,405 |
| $SO^4Ca$................................. | 0,510 |
| $SO^4Mg$................................ | 0,600 |
| $SiO^2$.................................. | 0,085 |
| TOTAL par litre..... | 10,223 |

## IV. — Sources d'Aïn-Mentila

Les sources d'*Aïn-Mentila* surgissent à 20 kilomètres ouest de la commune mixte d'Ammi-Moussa. Ce sont des eaux sulfureuses sodiques très fortement chlorurées, émanant du terrain crétacé inférieur. On y trouve les principes suivants :

| | gr. |
|---|---|
| $H^2S$.................................... | 0,025 |
| NaCl..................................... | 54,100 |
| $SO^4Ca$................................. | 3,000 |
| $SO^4Mg$................................ | 0,840 |
| $(SO^4)^3Al^2$........................... | 0,320 |
| $SO^4Na^2$............................... | 0,460 |
| $CO^2Ca$ et $CO^3Mg$..................... | 0,480 |
| $CO^3Na^2$............................... | 0,050 |
| $SiO^2$.................................. | 0,030 |
| Fer...................................... | traces |
| TOTAL par litre..... | 59,305 |

## V. — Sources d'Aïn-Madagre

Les sources d'*Aïn-Madagre* sont situées à 26 kilomètres Ouest de la commune mixte de *Bou-Sfer*. Ce sont des eaux carbonatées calciques, déposant du travertin et émanant du terrain jurassique, ou de calcaires dolomitiques dans les schistes, au voisinage d'un ilot basaltique. Leur température est de 35°,5 centigrades.

Voici quelle est leur composition :

| | gr. | |
|---|---|---|
| $CO^3Ca$...... ...... ...... | 0,095 | par litre |
| $CO^3Mg$.......... ........ | 0,087 | — |
| $SO^4Ca$.......... ........ | 0,605 | — |
| $SO^4Mg$.......... ........ | 0,100 | — |
| $SO^4Na^2$.......... ........ | 0,068 | — |
| $NaCl$.......... ........ | 1,290 | — |
| $SiO^2$.......... ........ | 0,015 | — |
| $Fe^2O^3+Al^2O^3$.............. | 0,018 | — |
| Total.............. | 2,278 | — |

Ces sources sont peu fréquentées.

## VI. — Sources de Sidi-bou-Mahieddin ou des Ouled-Sidi-Brahim.

Les sources des *Ouled-Sidi-Brahim* surgissent à 39 kilomètres est de *Mostaganem*. Leur température est de 66 degrés centigrades; elles sont chlorurées sodiques et émanent du miocène helvétien. Les principes qu'elles contiennent par litre sont les suivants :

| | gr. |
|---|---|
| $CO^3Ca$............. ............ | 0,088 |
| $CO^3Mg$............................. | 0,008 |
| $SO^4Ca$............................. | 0,094 |
| $NaCl$............................. | 0,444 |
| $SiO^2$............................. | 0,004 |
| $Fe^2O^3+Al^2O^3$..................... | 0,010 |
| Total................ ......... | 0,648 |

Ces sources sont très fréquentées par les indigènes.

## VII. — Sources d'Hammam-bou-R'ara et d'Hammam-Sidi-Cheik.

Ces sources sont situées à 12 kilomètres N.-E. de la commune mixte militaire de *Marnia*. Leur température est de 48 degrés centigrades et leur débit moyen de 12 litres à la minute. Elles sont, la première thermale simple, la seconde chlorurée sodique, et émanent du terrain miocène cartennien. L'analyse de la source chlorurée sodique, effectuée dans le laboratoire du service des mines, donne par litre les éléments suivants :

|  | gr. |
|---|---|
| NaCl.............................. | 0,090 |
| $MgCl^2$.............................. | 0,010 |
| $CO^3Na^2$.............................. | 0,080 |
| $CO^3Ca$ et $CO^3Mg$...................... | 0,040 |
| $SO^4Ca$.............................. | 0,045 |
| $SiO^2$.............................. | 0,075 |
| Matières organiques................... | 0,060 |
| TOTAL........................ | 0,400 |

Un petit établissement thermal à l'usage des officiers de la garnison et des indigènes a été construit par le Génie.

## VIII. — Sources de Hammam-bou-Hanifia

Les sources de *Hammam-bou-Hanifia* sourdent des marnes de l'étage crétacé aptien et sont situées à 20 kilomètres S.-O. de Mascara. Elles sont carbonatées calciques et déposent du travertin ; leur température est de 58 degrés et leur débit moyen est de 8 litres par minute.

Elles contiennent :

| | gr. | |
|---|---|---|
| CO³Ca................ | 1,29 | par litre |
| CO³Mg................ | 0,09 | — |
| Chlorures............. | 0,05 | — |
| SO⁴Ca................ | 0,03 | — |
| SO⁴Mg............... | 0,04 | — |
| SiO²................. | 0,04 | — |
| Fe.................. | traces | — |
| Pertes............... | 0,02 | — |
| TOTAL........ | 1,56 | — |

Un établissement thermal a été bâti par le Génie.

## IX. — Sources d'Aïn-Merdja

Les sources *d'Aïn-Merdja* sourdent du basalte post.-helvétien (roche émissaire), près de la commune de *Nemours*, à 5 kilomètres sud de l'embouchure de la Tafna. Elles sont carbonatées, calciques, ferrugineuses ; leur température est de 23 degrés centigrades ; leur composition est la suivante :

| | gr. | |
|---|---|---|
| CO³Ca................ | 0,097 | par litre |
| CO³Mg............... | 0,039 | — |
| SO⁴Ca................ | 0,092 | — |
| Mgcl²............... | 0,116 | — |
| Nacl................. | 0,395 | — |
| SiO²................ | 0,017 | — |
| Fc²O³+³Al²O³......... | 0,035 | — |
| TOTAL.......... | 0,791 | — |

## X. — Sources d'Hammam-Oued-Khaled

A 6 kilomètres N-E de la commune indigène de Saïda, on trouve les sources d'*Hammam-Ouled-Khaled*, appelées aussi

*Grandes Eaux chaudes de Saïda*, émanant de marnes oxfor-
diennes. Elles sont très renommées chez les indigènes ; leur
température est de 45°, et leur débit moyen de 8 litres à la
minute. Les principes qu'elles contiennent par litre, sont les
suivants :

|  |  |
|---|---|
| | gr. |
| CO³Ca...................... | 0,070 par litre |
| SO⁴Ca...................... | 0,560 — |
| SO⁴Mg .................... | 0,135 — |
| SO⁴Na² .................... | 0,084 — |
| Nacl ...................... | 0,606 — |
| TOTAL.......... | 1,455 |

Ce sont donc des eaux chlorurées sodiques.

## XI. — Sources d'Aïn-el-Hammam

**Les** sources d'*Aïn-el-Hammam* font partie de la commune
de plein exercice de *Tlemcen*, et sont situées à 6 kilomètres
N. de *Sebdou*. Ce sont des eaux carbonatées calciques, ferrugineuses, émanant de calcaires dolomitiques ; leur température est de 26°, et leur débit moyen de 18 litres à la minute.

Voici les résultats de l'analyse effectuée dans le laboratoire
du service des mines :

|  |  |
|---|---|
| | gr. |
| CO³Ca............................. | 0,097 |
| CO³Mg............................. | 0,039 |
| SO⁴Ca............................. | 0,092 |
| MgCl²............................. | 0,116 |
| NaCl............................. | 0,395 |
| SiO²............................. | 0,017 |
| Fe²O³ + Al²O³..................... | 0,035 |
| TOTAL........................ | 0,791 |

## XII. — Sources d'Aïn-Sidi-Abdelli et de Hammam-el-Hout.

Les sources d'*Aïn-Sidi-Abdelli* et de *Hammam-el-Hout* sont situées, la première à 25 kilomètres E.-N.-E. de *Tlemcem*, émanant du terrain miocène helvétien ; la seconde à 10 kilomètres N. de *Tlemcem* émanant de calcaires dolomitiques de l'étage jurassique supérieur. Ce sont des eaux carbonatées calciques très fréquentées par les indigènes à cause de leur voisinage de la ville. Les éléments qu'elles contiennent sont les suivants :

|  | AÏN-SIDI-ABDELLI (1)<br>Température 38° c.<br>Débit à la minute<br>40 litres | HAMMAM-EL-HOUT<br>Température 30° c.<br>Débit à la minute<br>25 litres |
|---|---|---|
| $CO^3Ca$.............. | 0,189 par litre | 0,099 par litre |
| $CO^3Mg$.............. | 0,084 — | 0,098 — |
| $SO^4Ca$. ............. | 0,047 — | 0,082 — |
| $SO^4Mg$.............. | 0,034 — | 0,032 — |
| NaCl.. .............. | 0,099 — | 0,085 — |
| $Fe^2O^3 + Al^2O^3$........ | 0,011 — | 0,008 — |
| Silice............... | 0,002 — | 0,003 — |
| TOTAL par litre.... | 0,466 — | 0,407 — |

(1) Cette eau dépose du travertin.

# CONCLUSIONS

En résumé, les eaux minérales de l'Algérie sourdent pour la plupart des terrains tertiaires, et dans ce cas ce sont les chlorures alcalins qui dominent em même temps que les carbonates.

Leur température est en général très élevée, et c'est grâce à cette thermalité qu'elles doivent leur efficacité dans les rhumatismes, les lésions traumatiques, les maladies cutanées à forme squameuse, la scrofule et les tumeurs blanches.

Leur débit total est considérable, il équivaut presque à celui de toutes les sources de France réunies et atteint environ 44,000 litres par minute.

On y trouve des eaux minérales salines, sulfureuses, ferrugineuses, gazeuses, froides et chaudes.

Leur minéralisation est en général faible, excepté celle des chlorurées sodiques.

Vu et permis d'imprimer :
Montpellier, le 3 mars 1894.
*Le Recteur de l'Académie,*
J. GÉRARD.

Vu :
Montpellier, le 2 mars 1894.
*Le Directeur,*
JEANJEAN.

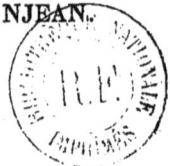

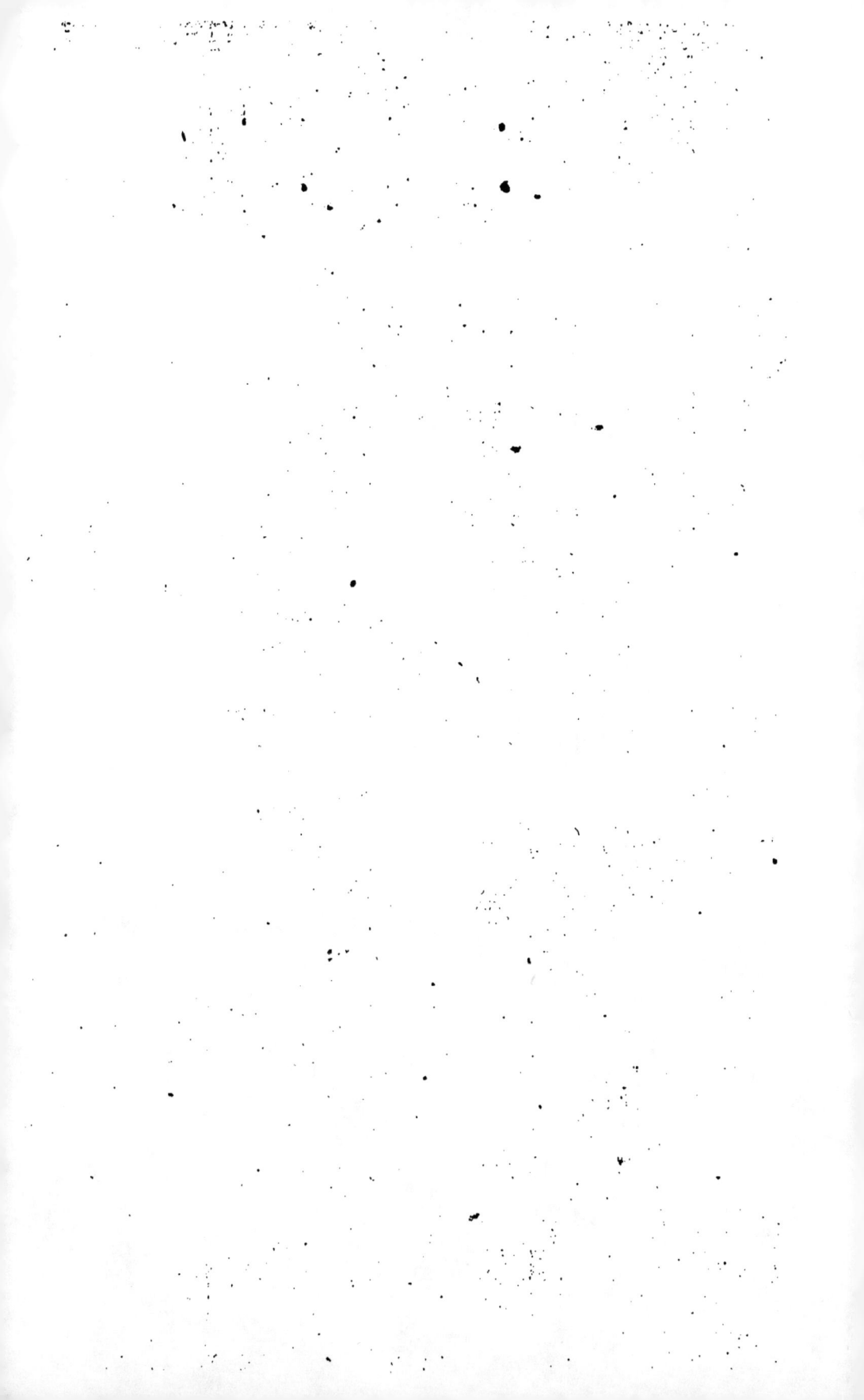

www.ingramcontent.com/pod-product-compliance
Lightning Source LLC
Chambersburg PA
CBHW032312210326
41520CB00047B/2990